AF355763

DE

QUELQUES MÉDECINS

MENTIONNÉS DANS LES ÉCRITS DE

SAINT-AUGUSTIN, ÉVÊQUE D'HIPPONE.

DE

QUELQUES MÉDECINS MENTIONNÉS DANS LES ÉCRITS

DE SAINT-AUGUSTIN, ÉVÊQUE D'HIPPONE.

VINDICIANUS,

Médecin de Carthage, proconsul de la Province.

Ce fut le médecin Vindicien qui couronna le jeune Augustin lorsqu'il remporta, dans la célèbre Cité, le prix des vers. « C'était un
» homme d'un très-bon esprit, dit Saint-Augustin, grand médecin
» et très-distingué dans son art, *medicæ artis peritissimus, atque in
» ea nobilissimus,* et dont la main avait mis sur ma tête, malade de
» l'amour de la fausse gloire, la couronne que j'avais remportée
» dans cette dispute de la poésie où j'étais entré. » Saint-Augustin
fait remarquer que ce fut en qualité de proconsul, et non pas de
médecin, que Vindicien lui décerna cet honneur. « C'est ce qu'il
» fit, dit le saint évêque, en qualité de proconsul, *proconsule,* et
» non pas de médecin. » Puis, il ajoute : « Ce ne fut pas non plus
» en qualité de médecin qu'il contribua à me tirer de l'état où
» j'étais : cela n'appartenait qu'à vous seul, ô mon Dieu !... Ce fut
» vous, en effet, qui commençâtes à appliquer des remèdes à mon
» âme, par la voie de ce bon vieillard !.... »

Saint-Augustin veut parler ici de sa croyance à l'astrologie, dont
Vindicien contribua à le tirer.

Vindicien avait fait, dans sa jeunesse, une étude approfondie
de l'astrologie, dans l'intention d'en faire sa profession, mais il y
avait renoncé, après en avoir reconnu la fausseté, disant qu'il
n'était pas d'un honnête homme de faire profession de tromper.
« *Nollet vir gravis,* disait-il à Saint-Augustin, *decipipiendi homini-
» bus victum quærere.* »

Vindicien recevait familièrement le jeune Augustin, qui était
presque toujours chez lui, ne pouvant se lasser de l'entendre,
« parce que, bien qu'il ne parlât pas le plus poliment du monde,
» *sine verborum cultu,* dit Saint-Augustin, c'était toujours d'une
» manière vive et substantielle, qui faisait beaucoup de plaisir,
» *vivacitate sententiarum jucundi et graves.* »

Vindicien s'était bientôt aperçu, par ses entretiens avec le jeune
Augustin, qu'il était très-adonné à l'astrologie, aux livres des tireurs
d'horoscope, comme dit Saint-Augustin, *libris Genethliacorum :* il
lui conseilla, avec toute la sollicitude d'un père, de renoncer à

toutes ces choses, et de ne pas perdre, en de pareilles rêveries, le tems dont il avait besoin pour des études plus sérieuses. *Benignè ac paternè monuit*, dit Saint-Augustin, *ut eos abjicerem, neque curam et operam rebus utilibus necessariam illi vanitati frusta impenderem.*

L'écolier de Tagaste, qui annonçait déjà le *Grand Discoureur de Carthage*, ainsi que Julien l'appelait par dérision, ne se rendait pas facilement; il objectait qu'on voyait assez souvent les prédictions des astrologues se réaliser; il demandait comment cela se faisait, si l'astrologie n'avait pas de fondement. A quoi le bon vieillard répondait que, dans son opinion, cela dépendait du hasard, qui entrait pour beaucoup dans les choses de ce monde, et que les astrologues, enfin, quand ils rencontraient juste, c'était par hasard, et non par science, *non arte, sed sorte.* « Car, disait-il en- » core au jeune adepte, si, dans cette sorte de divination, ou pour » s'éclairer sur quelque chose, on ouvre, au hasard, le livre de » quelque poète, on y rencontre souvent des vers qui s'adaptent » merveilleusement à l'affaire qu'on a en vue, *mirabiliter consonat ne-* » *gocio,* quoique le poète n'eût eu rien moins que cela dans l'esprit, » quand il écrivait, de sorte qu'il peut fort bien arriver que, par de cer- » tains mouvemens de l'âme, ou par quelque instinct supérieur, » ignoré de l'astrologue lui-même, ses réponses s'accordent par- » fois avec la position de celui qui le consulte. »

Un jeune homme du nom de Nebride, avec qui Augustin était, depuis quelque tems, en relation d'amitié, cherchait à l'entretenir dans ces mêmes idées. Augustin faisait aussi grand cas de Nébride, *qui, pour être plus jeune,* comme il le dit, ne laissait pas d'avoir *merveilleusement de l'esprit.* Mais Vindicien était, dans la question, plus affirmatif, plus tranchant que Nébride. « Il parlait plus affir- » mativement, et décidait tout net, dit le saint évêque, qu'il n'y » avait nul moyen de prédire l'avenir. »

Saint-Augustin parle encore de Vindicien dans sa lettre à Marcellin, en réponse à ces difficultés, soulevées par Volusien et par Marcellin lui-même: *Pourquoi Dieu avait aboli l'ancienne loi ? Que la doctrine de l'Evangile était contraire au bien des Etats, et que les miracles d'Apollonius et d'Apulée étaient au-dessus de ceux de Jésus-Christ.*

Vindicien figure, dans cette lettre, à l'occasion d'une explication qu'il avait donnée sur les effets d'un remède qui, dans deux cas d'une maladie semblable, chez la même personne, mais à des époques éloignées l'une de l'autre, avait réussi dans l'un et échoué dans l'autre. Ce passage du saint évêque d'Hippone est trop médical pour que je ne le rapporte pas ici

« Vindicien, ce grand médecin de notre tems, dit le saint évê- » que, ayant été appelé par un malade, fit mettre sur son mal le » remède qu'il crut propre selon l'âge du sujet, et le malade fut » guéri. Quelques années après, le mal étant revenu, on crut qu'il

» n'y avait qu'à appliquer le même remède, qui ne fit qu'aug-
» menter le mal Le malade, bien étonné de cet insuccès, appelle
» le médecin, et lui conte ce qui lui est arrivé. Sur quoi, le mé-
» decin, qui était habile et d'un esprit pénétrant, lui dit : « *Ce*
» *qui fait que vous vous êtes mal trouvé du remède, c'est que je ne*
» *vous l'avais pas ordonné, ideo malè acceptus est, quia ego non*
» *jussi.* » Cette réponse faisait croire à quelques assistans, qui ne
» connaissaient pas assez Vindicien, qu'il y avait plus de magie que
» de science dans sa manière de traiter; et, comme ils le priaient
» de s'expliquer, il leur fit comprendre, ce à quoi ils n'avaient
» pas songé, que le malade n'étant plus à l'âge où il était lorsqu'il
» prit le remède pour la première fois, il ne lui aurait pas pres-
» crit ce même remède, s'il avait été appelé dans sa dernière ma-
» ladie. » *Tantùm igitur*, ajoute Saint-Augustin, prouvant par là qu'il
n'était pas étranger à notre art; *tantùm igitur valet ratione atque artibus non mutatis, quid secundum eas sit pro temporum va rie-
tate mutandum.*

Vide, sur le médecin *Vindicianus :*
Confessions de Saint-Augustin, lib. IV, cap. 3, et *lib.* VII, cap. 6;
*Augustin salue, en J.-C., son très-cher fils, le très-illustre seigneur
Marcellin.*

GENNADIUS,

Médecin de Carthage, qui avait exercé son art à Rome.

Saint-Augustin parle de Gennadien dans une lettre écrite, en son
nom et en celui des frères qui étaient avec lui, à Evode, évêque
d'Uzales, en réponse à des questions sur l'apparition des morts, en
d'autres termes, sur la réalité des revenans. « Vous connaissez, dit
» Saint-Augustin, notre très-cher frère le médecin Gennadien, qui
» est connu de tout le monde, et qui, après avoir exercé son art à
» Rome, avec éclat, demeure présentement à Carthage; vous sa-
» vez même que c'est un homme qui a beaucoup de religion, fort
» humain et fort charitable envers les pauvres, et qui ne se lasse
» pas de les assister. »
Elevé dans le paganisme, Gennadien avait douté, dans sa jeunesse, qu'il y eût une autre vie après celle-ci. « Quoiqu'il ait tou-
» jours été fort soigneux de faire l'aumône, dit Saint-Augustin,
« il doutait, dans sa jeunesse, qu'il y eût une autre vie après celle-ci.
Ses dontes se dissipèrent avec le tems, « car il ne se pouvait pas
» faire, dit le saint évêque, qu'un homme d'un si bon cœur et si
» appliqué aux œuvres de miséricorde, fût abandonné de Dieu. »
Gennadien passa donc au christianisme, et ce fut à la suite d'un
songe raconté fort au long par l'évêque d'Hippone, mais que nous
ne croyons pas devoir reproduire ici.

(4)

Il y eut un autre *Gennadius*, non médecin, qui était de Marseille, et qui avait écrit une sorte de Dictionnaire des Hommes illustres.

Vide, sur le médecin *Gennadius :*

Augustin et les frères qui sont avec lui saluent, en J.-C., son très-cher frère et collègue dans l'épiscopat, le très-vénérable seigneur Evode.

AMMONIUS,

autre médecin de Carthage.

Ammonius, à ce qu'il paraît, s'adonnait plus particulièrement à l'exercice de la chirurgie, du moins il était renommé pour la guérison de ce que nous appelons aujourd'hui *fistulam ani.* C'est ce que nous apprend Saint-Augustin à l'occasion d'un Carthaginois qui était atteint de cette maladie, et auprès duquel il avait été appelé, en consultation, par plusieurs de ses confrères. « Ils firent » encore appeler, dit Saint-Augustin, parlant des derniers, leur » vieux confrère *Ammonius*, assez fameux pour cette sorte de cure : » *Adhibuerunt et alium grandævum jam medicum, satisque in illâ arte* » *laudatum Ammonium.* » *Ammonius*, ayant examiné les parties, *loco inspecto*, partagea l'avis de ses confrères. Fût-ce par conviction, ou par courtoisie ? C'est ce que laisse en doute la suite de la maladie, sur laquelle nous nous étendrions davantage ici, si nous ne devions y revenir dans l'article consacré au chirurgien *Alexandrinus.*

Vide, sur le médecin *Ammonius :*

Cité de Dieu, *liv.* XXII.

MAXIMUS,

Médecin de Thénès, dans la Bizacène (1).

Maxime occupait une haute position à Thénès, ainsi que l'établit suffisamment l'importance que les deux évêques Augustin et Alype attachaient à sa conversion. Jeune encore, mais pourtant déjà chef de famille, à ce qu'il paraît, il avait embrassé les erreurs d'Arien ; il venait, alors sur le déclin de l'âge, de repasser au christianisme, mais sa famille hésitait à suivre son exemple. «Nous » avons demandé à notre saint frère et collègue Peregrin, lui » écrivent les deux évêques, des nouvelles, non de la santé corporelle, mais de la santé spirituelle de vous et des vôtres, notre » très-religieux et très-honoré frère et seigneur , *Domine exemie me-* » *ritòque honorabilis et religiose frater*, et celle de votre conversion, » qu'il nous a apprise, nous a donné de la joie, mais nous avons » été attristés d'apprendre en même tems que le reste de votre fa-

» mille n'est pas rentré, avec vous, dans la religion catholique, et
» nous en avons d'autant plus de douleur , que nous pensions que
» cela devait se faire d'un jour à l'autre. »

Les deux évêques conjurent ensuite Maxime, et lui enjoignent
même, de faire comprendre , sans délai , à tous les siens, les mys-
tères de notre religion. « Après vous avoir salué de la part de
» J. C, continuent les deux évêques, nous vous conjurons, et nous
» vous enjoignons même, de leur faire comprendre les différentes
» choses qui vous sont connues maintenant; faites-leur comprendre
» qu'il n'y a qu'un Dieu à qui l'on doive cette sorte d'adoration
» que les Grecs appellent *Latrie*, car c'est le mot dont se sert
» l'Écriture quand elle dit : *Vous adorerez le Seigneur votre Dieu ,*
» *et vous ne servirez que lui seul.* »

Les deux évêques expliquent ensuite à Maxime le mystère de la
Trinité, ce dont ils s'acquittent d'une manière remarquable, et
aussi clairement qu'on ne l'a peut-être jamais fait depuis Cette explication occupe une grande partie de la lettre, qui se termine
par les plus vives instances auprès de Maxime , non-seulement pour
la conversion de sa famille, mais encore pour celle des personnes
qni la fréquentaient. « *Immo verò adduc eos ad domum Dei tecum,* disent les deux évêques , *qui in domo tua sunt tecum ; vel te non pi-*
» *geat in domum Dei cum illis venire, qui in domum tuam soliti fue-*
» *rant convenire; presertim cum catholica mater aliquos à te petit , ali-*
» *quos repetit : petit eos , quos apud te invenit; repetit eos, quos per*
» *te perdidit ; non excruciatur damnis, sed potiùs lætetur lucris.* »

Peu après cette lettre à Maxime, les deux évêques en écrivent une
autre à leur collègue Peregrin, qui était, à ce qu'il parait, évêque de
la ville où vivait la famille Maxime. Cette nouvelle lettre avait pour
objet de prévenir Peregrin de celle qui avait été écrite à Maxime,
et de le prier de les informer de l'effet qu'elle avait pu produire,
ignorant encore, comme ils disent, s'ils avaient gagné *quelque*
chose. Les deux évêques expriment en même tems leur crainte que
Maxime, envers qui ils devaient user de procédés , vu sa récente
conversion, n'ait pris en mauvaise part la forme de leur lettre. « Il
» est bon qu'il sache, écrivent-ils à Peregrin, que lorsque nous
» écrivons de longues lettres , à des personnes avec lesquelles nous
» sommes en familiarité, que ce soient des laïques ou des évêques
» mêmes, *non solùm laicos , verùm etiam episcopos ,* nous leur don-
» nons la même forme qu'à celle-là, et parce que les lettres de
» cette sorte sont plus tôt faites, et parce qu'elles se lisent plus com-
» modément, *ut et citò scribantur, et charta teneatur commodiùs cùm*
» *leguntur.* Nous vous le disons de peur que Maxime ne sachant pas
» que c'est notre manière d'écrire, *istum morem nostrum nesciens ,*
» ne la prît pour une injure, *factam sibi arbitretur injuriam.* »

Pour entendre ce passage des deux évêques, il faut se rappeler
qu'alors il était d'usage, lorsqu'on écrivait à quelque personne de
considération, de n'écrire que sur un côté du papier , ce qui exi-

✱

geait un papier plus grand, lorsque la lettre devait être un peu longue, comme l'était celle dont il est ici question, et qui, sans doute, était écrite sur les deux côtés du papier, c'est-à-dire sur le *recto* et sur le *verso*.

Vide, sur le médecin *Maximus* :

Alype et Augustin saluent, en J.-C., leur très-religieux et très-honoré frère le seigneur Maxime ;

Alype et Augustin saluent, en J.-C., leur très-saint et très-cher frère et collègue le très-vénérable seigneur Peregrin.

Ce Peregrin était un ancien diacre de l'église d'Hippone, qui était une grande pépinière d'évêques pour l'Afrique de cette époque. Comme diacre, Peregrin avait accompagné Urbain, lorsqu'il partit d'Hippone, pour aller prendre possession de l'évêché de *Sicca*, auquel il venait d'être promu.

ALEXANDRINUS,
Chirurgien de Carthage, Chirurgicus mirabilis, *dit Saint-Augustin.*

Innocent, ancien avocat de la Préfecture, à Carthage, était atteint, *in posteriore atque imâ corporis parte*, de fistules nombreuses et difficiles à reconnaître, *fistulas numerosas et perplexas* (2). C'est le malade dont nous avons déjà parlé à l'occasion du médecin *Ammonius*. Saint-Augustin logeait alors chez lui, avec son ami Alype, au retour de son premier voyage à Rome. Le malade avait déjà subi une opération, *jam secuerant ei*, dit Saint-Augustin, et, dans l'opinion de son médecin, il fallait lui en pratiquer une nouvelle. D'autres médecins, appelés en l'absence du médecin ordinaire, n'en jugèrent pas ainsi : ils pensaient que le malade pourrait guérir sans une nouvelle opération, et par la seule action des médicamens. Cette opinion fut étayée, comme nous l'avons vu précédemment, de l'autorité du médecin *Ammonius*, autorité qui était grande, à ce qu'il paraît. Toutefois, le tems s'écoulait, le malade ne guérissait pas, les moyens employés n'apportaient aucun soulagement. Les médecins consultans changèrent alors d'opinion, et furent d'avis qu'en effet une nouvelle opération était nécessaire, ainsi qu'en avait jugé le médecin ordinaire, qui avait toujours été écarté de leurs conférences. Ce changement d'opinion n'avait pas peu ébranlé la confiance que le malade avait eue, jusqu'alors, dans ses médecins consultans. Aussi, dès qu'il se fût résigné à l'opération, mais non sans peine, et après s'être bien tourmenté et répandu en pleurs, dit Saint-Augustin, *fatigato lacrymis et illâ jam necessitate constrito*, il ne voulut pas qu'elle lui fût faite par eux ; il leur enjoignit même de se retirer : et de ne plus revenir. *Abire illos jussit*, dit Saint-Augustin, *et ad se ampliùs non accedere.*

Le malade, en même tems, fait appeler un certain Alexandrin, *Alexandrinum quemdum*, chirurgien célèbre qui existait alors, *tunc chirurgicus mirabilis habebatur*, pour qu'il l'opérât, ou, pour me servir des propres expressions du saint évêque, pour qu'il fît ce qu'il ne voulait pas que les autres fissent, *ut ipse faceret quod ab illis nolebat.*

Rendu auprès d'Innocent, Alexandrin examine le mal; il reconnaît que ses confrères ont fait ce qu'il aurait fait lui-même, en un mot, qu'ils se sont conduits dans *l'espèce*, comme nous dirions aujourd'hui, selon les principes de l'art. Il ajouta qu'en effet, le malade ne pourrait guérir, *salvus esse non posset*, à moins qu'il ne subît une opération, *nisi sectus esset*, mais qu'il répugnait à son caractère, *abhorrere à suis moribus*, de s'approprier les avantages, la gloire d'une cure si avancée, *palma tanti laboris*, et dans laquelle il admirait le soin, le savoir, l'habileté, *operam, industriam diligentiam*, de ceux à qui elle était due. Innocent se réconcilia donc avec ses médecins, *redditi sunt animo ejus*, dit Saint-Augustin, et il agréa qu'ils lui feraient, en présence d'Alexandrin, *eodem Alexandrino assistente*, l'opération qu'il devait subir. Cette opération fut remise au lendemain.

Je laisse là l'histoire des fistules d'Innocent, car elle se termine par un miracle, dénoûment qui sort tout-à-fait du domaine dans lequel je dois me renfermer. Ce n'est pourtant pas que le miracle n'ait été suffisamment constaté, car il eut pour témoin toutes les notabilités du pays, avec lesquelles était en rapport l'ancien avocat de la Préfecture, qui était journellement visité par l'évêque Saturnin d'Usales, *d'heureuse mémoire*, dit Saint-Augustin, par des diacres de la ville, ainsi que par l'évêque Aurèle, qui vivait encore lorsque Saint-Augustin écrivait sa *Cité de Dieu.*

Nous avons vu que les médecins consultans d'Innocent devaient pratiquer eux-mêmes, en présence d'Alexandrin, l'opération qui avait été décidée en commun, fait qui, non moins que ce que rapporte le saint évêque de l'habileté d'*Ammonius*, dans le traitement de la maladie pour laquelle il avait été appelé, établit que les médecins carthaginois se livraient aux œuvres de la main, et qu'ils y étaient assez exercés pour pouvoir le faire sous les yeux d'un homme qui tenait alors, à ce qu'il paraît, le sceptre de la chirurgie de Carthage. Sa belle conduite envers ses confrères, ne pourra échapper à nos confrères contemporains; qu'ils se la rappellent quelquefois, que, pour notre époque, comme pour les tems à venir, elle ne soit pas un exemple perdu !....

Vide, sur le chirurgien *Alexandrinus* :
Cité de Dieu, lib. xxii.

HILARINUS,

Médecin d'Hippone, premier magistrat de la même ville.

Les évêques d'Hippone, Alype et Augustin, le recommandent, en ces termes, au primat Aurèle, évêque de Carthage, en terminant une lettre relative à divers objets : « Nous vous recommandons, très-instamment, notre frère Hilarin, médecin d'Hippone et premier magistrat de cette ville. »

Une lettre de Saint-Augustin lui est adressée, en commun avec un autre habitant d'Hippone, Félix, au sujet d'un prêtre de cette ville, nommé Boniface, dont les démêlés avec le moine Spès, du couvent de Saint-Augustin, avaient excité quelques troubles dans le pays. Félix et Hilarin avaient demandé que son nom fût rayé du tableau des prêtres de la ville. Saint-Augustin n'avait pas cru devoir obtempérer à leurs désirs, et il leur en expose les motifs. Le saint évêque ne savait de quel côté était le coupable ; il ne croyait pas que ce fût Boniface, mais la culpabilité du moine ne lui paraissait pas, non plus, suffisamment démontrée. Dans cette incertitude, le sage évêque crut devoir en référer au jugement de Dieu, en envoyant les deux parties sur le tombeau de Saint-Félix, de Nole. C'est ce que nous voyons dans une autre lettre de Saint-Augustin, adressée aux clercs, aux anciens et à tout le peuple d'Hippone, lettre dans laquelle il entre dans les plus grands détails sur l'affaire en question.

Vide, sur le médecin *Hilarinus* :

Alype et Augustin saluent, en J.-C., leur très-cher frère et collègue, dans l'ordre épiscopal, le très-vénérable seigneur et très-saint pape Aurèle ;

Augustin salue, en J.-C., ses très-chers frères, les très-honorés seigneurs Félix et Hilarin ;

Augustin à ses très-chers frères, les clercs, les anciens et tout le peuple d'Hippone, que je sers dans la charité de J.-C., salut dans le même J.-C.

Il est à regretter que le médecin Hilarin soit le seul des anciens médecins d'Hippone dont le nom soit parvenu jusqu'à nous. Les médecins devaient être nombreux dans cette ancienne capitale de Syphax, tant à cause de sa grande population, qu'à raison de son insalubrité, par suite de sa position sur un terrain bas et marécageux, à l'embouchure de deux cours d'eau (3). Tout porte à croire que ses habitans, comme aujourd'hui ceux de Bône, située à une demi-heure des ruines d'Hippone, étaient exposés à des fièvres intermittentes annuelles, fièvres qui, comme aujourd'hui encore, à Bône, devaient revêtir, certaines années, un caractère de gravité plus grande , soit par suite d'une température plus élevée , ou de pluies plus abondantes , soit encore en raison de circonstances qu'il serait difficile d'apprécier. C'est, du reste, ce qui ressort d'une lettre du saint évêque d'Hippone, à Albine , dame romaine, alors à Tagaste, au sujet de son gendre Pinien, qui avait épousé sa fille Mélanie. Cette Albine était fille de Mélanie l'ancienne , l'une des familles les plus illustres de Rome, qui avait quitté cette ville un peu avant l'invasion des Goths : elle passa d'abord en Sicile, puis à Carthage, et , enfin, à Tagaste, pour se rapprocher, à ce qu'il paraît, du saint évêque d'Hippone.

De Tagaste, Pinien était venu à Hippone, pour y voir Saint-Augustin, qui, dans une lettre qui précéda ce voyage, s'excusait de ne pouvoir aller le voir à Tagaste, tant à cause des rigueurs de l'hiver, saison dans laquelle on était alors, qu'à cause de ses occupations et de sa mauvaise santé. Comme Pinien assistait à la célébration de la messe, dans l'église d'Hippone, le peuple se leva en masse, demandant, selon l'usage du tems, qu'il fût ordonné prêtre , ce qui n'entrait nullement dans ses vues. Pensant que, dans cette circonstance, le peuple avait surtout pour but de le fixer à Hippone, à cause de sa fortune, qui lui aurait permis d'y faire du bien, il lui fit dire, par Saint-Augustin, qu'il était disposé à s'y établir, pourvu qu'on ne le forçât pas à entrer dans la cléricature, et qu'il était même prêt à en prendre l'engagement par écrit. Le peuple , après avoir rejeté cette proposition, l'accepta, mais à la condition que s'il se décidait un jour à entrer dans la cléricature, il n'y entrerait qu'à Hippone, ce que Pinien accepta sans hésiter. Toutefois, comme il n'entendait pas se constituer prisonnier, en quelque sorte, dans Hippone, il était embarrassé pour la rédaction de sa promesse, dans laquelle il désirait se réserver la faculté de sortir de la ville *au besoin*, comme il disait. A cet effet, il spécifia le cas où la ville viendrait à être menacée, par l'ennemi, d'une irruption à laquelle on n'eût pu échapper qu'en fuyant. Cette raison , pour s'éloigner de la ville, ne paraissait pas des meilleures à Saint-Augustin , car, comme il le disait à Pinien, en pareil cas, il eût été loisible à tout le monde d'en faire autant. Pinien n'en persista pas moins dans sa réserve, telle qu'il l'avait exprimée, et à laquelle Mélanie, sa femme, qui, encore moins que lui, entendait se renfermer pour toujours dans Hippone, voulait qu'on en ajoutât une autre, qui était le cas des maladies qui pouvaient provenir de la corruption de l'air. Mais, rappelons , sur ce point, les propres expressions de l'évêque d'Hippone, dans sa lettre à Albine, lettre qui, pour le dire en passant, n'est qu'une justification de sa propre conduite dans la violence dont Pinien avait été l'objet.

« Je reviens à notre cher fils, écrit Saint-Augustin à Albine, » que je trouvai en peine sur le choix des termes de la promesse » qu'il allait faire avec serment, voulant qu'elle fût conçue d'une

» manière qui lui laissât la liberté de sortir d'Hippone au besoin,
» comme s'il arrivait, disait-il, quelque irruption d'ennemis, *ne*
» *quis irruisset hostilis cursus*, dont on ne pût éviter la fureur qu'en
» se retirant, à quoi la sainte dame Mélanie voulait qu'on ajoutât
» les maladies qui pourraient provenir de la corruption de l'air,
» *et aëris morbidi causationem.* »

Par les maladies qui pouvaient provenir de la corruption de l'air,
de l'air malsain ou malade, *aëris morbidi*, il nous faut entendre les
épidémies marécageuses qui, du tems de Saint-Augustin, comme de
nos jours, devaient affliger, de tems à autre, comme nous l'avons déjà
dit plus haut, le territoire d'Hippone, les mêmes causes ayant toujours dû produire les mêmes effets.

Bien que la suite de l'affaire de Pinien soit étrangère au point
de vue sous lequel nous nous en sommes occupé ici, disons pourtant que Pinien, qui avait hâte d'en finir, après avoir, un instant,
craint pour ses jours, au milieu du tumulte dont il avait été l'objet, s'était opposé à la réserve que Mélanie voulait glisser dans sa
promesse. « Mais il lui imposa silence sur ce point, dit le saint évê-
» que, *sed illius responsione reprehensa est.* » Et bien lui en prit, car
il ne put même pas faire passer, dans son écrit, la clause qu'il
avait en vue; il fut obligé de le faire *sans restriction aucune.* Après
qu'il eût signé, quelques fidèles, au nom du peuple, demandèrent
que les deux évêques, Alype et Augustin, tous deux présens, si-
gnassent après lui. Le dernier commençait à signer, lorsque Mélanie s'opposa à ce qu'il continuât. « J'admirai, dit le saint évêque,
» qu'elle s'en avisât si tard, *miratus sum quare tam serò*, comme si,
» en ne signant pas, nous eussions pu relever Pinien de sa promesse
» et de son serment. » Quoi qu'il en soit, le saint évêque s'arrêta,
et son seing, comme il dit, demeura inachevé, *ac sic reman-
sit mea non plena subscriptio*, sans que personne insistât pour le lui
faire reprendre.

Vide, sur l'affaire de *Pinien*, qui fit grand bruit dans Hippone,
et, sans doute aussi, dans toute la chrétienneté africaine :

*Augustin à la sainte et vénérable servante de Dieu, la très-illustre
dame Albine, salut en J.-C.;*

*Augustin salue, en J.-C., son très-cher et très-saint frère, et ses
très-chères et très-saintes sœurs, dans le même J.-C., le très-illustre seigneur Pinien, et les très-illustres dames Albine et Mélanie;*

*Augustin et les frères qui sont avec lui, saluent, en J.-C., son très-
cher et très-saint frère et collègue, le très-vénérable seigneur Alype et
les frères qui sont avec lui.*

A tous ces noms de médecins qui vivaient en Afrique du tems
de Saint-Augustin, nous regrettons de ne pouvoir en ajouter un
qui méritait de ne pas être enseveli dans l'oubli. Malheureusement,
celui qui le portait, ne nous est connu que par sa réponse à une

dame de Carthage, nommée Innocente, femme des plus dévotes et des plus qualifiées de la ville, dit Saint-Augustin, *religionissima femina, de primariis civitatis*, qui était atteinte d'un cancer au sein, *in mamillâ cancrum*. Dès ce tems, à Carthage, le cancer était considéré comme incurable, *rem, sicut medici dicunt, nullis medicamentis sanabilem*, dit le saint évêque. Et il ajoute : « On a coutume de couper la partie où est le mal, ou, si l'on veut prolonger un peu sa vie, de n'y rien faire du tout, et c'est, à ce qu'on dit, le sentiment d'Hippocrate, *secundùm Hippocratis, ut ferunt.* » Innocente avait appris cela du médecin dont nous parlons, et que Saint-Augustin qualifie de savant, *perito medico*, de sorte que la malade n'avait plus recours qu'à Dieu.

Les choses en étaient là lorsque, la fête de Pâques approchant, Innocente est avertie, en songe, dit Saint-Augustin, de faire attention à la première femme qui se présenterait à elle en sortant du baptistère, et de la prier de faire le signe de la croix sur son mal. « Cette femme le fit, dit Saint-Augustin, et Innocente fut guérie, *et confestim sanitas consecuta est.* »

A quelque tems de là, le médecin revoyant sa malade, et la trouvant parfaitement guérie, lui demande ce qu'elle avait fait pour cela. Mais, comme elle le lui eût dit, il répliqua qu'il s'attendait à apprendre quelque chose de bien merveilleux, *magnum aliquid*, accompagnant ces paroles d'un ton si dédaigneux, que la sainte femme avait grand'peur qu'il n'allât proférer quelque parole outrageante pour Jésus-Christ, quand il ajouta aussitôt, dit Saint-Augustin : « Quelle grande merveille, en effet, que Jésus-Christ ait guéri un cancer, lui qui a ressuscité un mort de quatre jours, *Quid grande fuit Christus curare cancrum, qui quatriduanum mortuum suscitavit !....* »

Vide, sur le médecin dont nous venons de parler :
Cité de Dieu, liv. XXII.

Dr GUYON.

NOTES.

(1) La Bizacène avait pour capitale *Adrumetum*, ville à laquelle se rattachent tant de souvenirs historiques.

(2) *Fistulas* a été traduit par *hémorroïdes*, ce qui rend peu intelligible son adjectif *perplexas*, car des hémorroïdes sont toujours faciles à reconnaître, alors même qu'elles sont internes. D'un autre côté, des fistules peuvent être difficiles à apercevoir lorsque l'orifice en est petit et caché dans les replis de la peau, ce qui arrive assez souvent. Voyez *La Cité de Dieu*, nouvelle édition. A Bourges, 1818.

(3) La Seybouse, l'ancienne *Ubus*, et la Boudjima, qui, durant les pluies de l'hiver, se joignent de manière que le monticule sur lequel était Hippone, se trouve au milieu des eaux. Cet état de choses a surtout lieu du côté de la Boudjima, qui passait à l'ouest de l'ancienne ville.